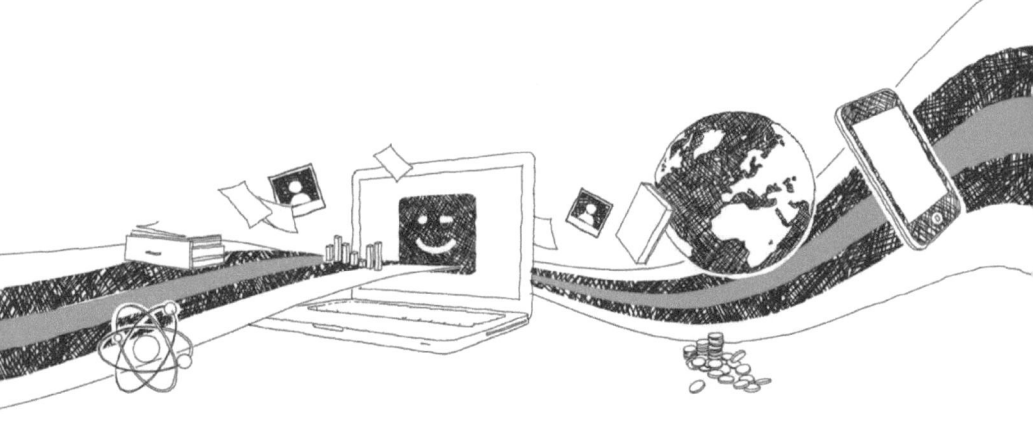
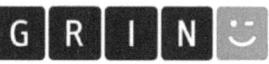

Hubertus R. Hommel

Propädeutik der Komplementärmedizin

Bio-psycho-soziales Modell in Komplementärer und Integrativer Biologie und Medizin

GRIN Verlag

Bibliografische Information der Deutschen Nationalbibliothek:

Die Deutsche Bibliothek verzeichnet diese Publikation in der Deutschen National-
bibliografie; detaillierte bibliografische Daten sind im Internet über http://dnb.d-
nb.de/ abrufbar.

Impressum:

Copyright © 2007 GRIN Verlag GmbH
Druck und Bindung: Books on Demand GmbH, Norderstedt Germany
ISBN: 978-3-640-14670-3

Dieses Buch bei GRIN:

http://www.grin.com/de/e-book/114304/propaedeutik-der-komplementaermedizin

GRIN - Your knowledge has value

Der GRIN Verlag publiziert seit 1998 wissenschaftliche Arbeiten von Studenten, Hochschullehrern und anderen Akademikern als eBook und gedrucktes Buch. Die Verlagswebsite www.grin.com ist die ideale Plattform zur Veröffentlichung von Hausarbeiten, Abschlussarbeiten, wissenschaftlichen Aufsätzen, Dissertationen und Fachbüchern.

Besuchen Sie uns im Internet:

http://www.grin.com/

http://www.facebook.com/grincom

http://www.twitter.com/grin_com

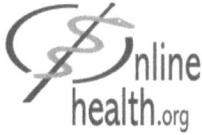

Modul „Propädeutik der Komplementärmedizin"

Lernfeld „Bio-psycho-soziales Modell in Komplementärer und Integrativer Biologie und Medizin"

Autor: Dr. R. Hubertus Hommel   **Aktualisiert am 2007-07-20**

*In der Stoa (um 300 v.Chr.) ist der Mensch in einen übergreifenden kosmischen Zusammenhang eingebunden, aus dem sich ein in allen Naturerscheinungen und natürlichen Zusammenhängen waltendes göttliches Prinzip ergibt. Der Mensch muss lernen, an der kosmischen Vernunft teilzunehmen und in Gelassenheit und „stoischer Ruhe" seine Stellung in dieser Ordnung zu akzeptieren. Das Erfassen bildet die Grundlage sowohl des Wissens als auch der Meinung. Voraussetzung für Wissen ist nach stoischer Auffassung die Begründung oder Argumentation, Wissen impliziert Wahrheit, wenn eine Behauptung durch keinerlei Argumentation als Falschheit oder Unhaltbarkeit einer Behauptung widerlegt werden kann. Der Erkenntnisprozess beginnt mit einer Einwirkung der Sinne von außen. Diokles (Mitte 4. Jahrhundert v.Chr.) spricht von einer Prägung in der Seele und einer Veränderung der Seele, als Basis der Kognition. Kognition steht heute nicht allein im Zentrum aller mentaler Prozesse, sondern ist der entwicklungsgeschichtlich jüngere Teil der Funktion des Zentralnervensystems. Der ältere Teil ist der emotionale Kern des ZNS. Ihr Zusammenspiel wird in jüngster Zeit wieder konzeptionell genutzt, um biologisch und medizinisch relevante Verhaltensmuster der Individuen zu erklären und gezielt zu beeinflussen Unter besonderer Berücksichtigung humanökologischer Beeinflussungen werden die Grundlagen der Gesundheits-Wissenschaft in Lebenswelt so zum **bio-psycho-sozialen Konzept**, mit dem sich Wissenschaftler auseinandersetzen müssen..*

Inhaltsübersicht

Von der Zufälligkeit des Seins

Die moderne *Biologie* versteht *Evolution* als eine Abfolge von *Zufall* und *Notwendigkeit*, in Beziehung zur *Umwelt*. *Ökologische Faktoren* wirken hierbei *selektierend*, jedoch nicht gestaltend. Generell steht *Evolution* für *kontinuierliche* Entwicklungsprozesse, mit dem allmählichen Hervorgehen eines meist höheren Zustandes aus einem meist niedrigeren hervorgehenden Zustand. *G.L.Stebbins* definiert die *Evolution von Organismen* als jede Reihe teilweiser bzw. vollständiger und irreversibler Transformation des genetischen Bestandes von Populationen, die im wesentlichen auf unveränderten Interaktionen mit der Umwelt beruhen. Nach *R.Dawkins* bilden weder die Art, noch irgendeine andere Gruppe oder der einzelne Organismus die „Einheiten der Selektion", die Erhaltung der Art ist lediglich ein Nebenprodukt der Replikation des „egoistischen Gens", indem *Gene* Organismen schaffen, um ihre Möglichkeiten zur *Selbstreplikation* zu verbessern. Nach *E.A.Howard* und *E.S.Dennis* hat die *Regulierbarkeit* von Genen oder Gruppen von Genen eine größere Bedeutung als die *Punktmutationen* einzelner Gene. Demnach läge die Evolution vielzelliger, eukaryotischer Organismen in der Umstrukturierung vorhandener genetischer Information. Hierfür sind „springende Gene" als *Transponsons* zuständig, unter einem *Transponson* versteht man ein Stück *DNA*, das von 2 gegenläufig orientierten *IS-Elementen* (Insertionselementen) flankiert wird. *IS-Elemente* werden ca. alle 10 Generationen *transponiert*; über ihre *Integrationsstellen*, an denen sie in Strukturgene eingebaut werden, die *Palindrome*, können sie ihre „eigene" *Transposase* kodieren. Daher wirken *IS-Elemente mutagen*, durch ihre Insertion in ein offenes Leseraster zerstören sie durch eine *Rasterschub-Mutation* die Funktion des Gens.

Pauschalisierend besagt die *Evolutionstheorie*, dass alle Lebewesen einer Urzelle entstammen, wobei die Entstehung der ersten Zellen allerdings unklar ist, einer *chemischen Evolution* war vor ca. 4 Milliarden Jahren offenbar eine *biologische* gefolgt, in der organische Makromoleküle gelernt hatten, sich zu replizieren und Stoffwechsel zu betreiben. *S.L.Miller* hatte 1952 die *Ursuppentheorie* experimentell belegt, wonach sich in Urozeanen durch das Aufeinandertreffen von *Wasser*, *Gasen*, und *Energie* aus Blitzen oder UV-Strahlung *biologische Materie* organisierte. Diese Theorie wurde inzwischen erweitert durch die Einbeziehung von *Gestein*, wobei wesentliche chemische Abläufe wohl durch Tiefseevulkane katalysiert werden.

Entsprechend ist auch der *Mensch* ein Produkt einer natürlichen Evolution, was ihn jedoch von anderen Lebewesen unterscheidet, ist das unterschiedliche *Anpassungsvermögen*. Während Tiere über ein artspezifisch limitierendes Verhaltensrepertoire optimal an bestimmte ökologische Nischen angepasst sind, ist der Mensch unspezialisiert, was ihm Adaptation an nahezu jedes Ökosystem ermöglicht. Im Gegensatz zur genetisch gesteuerten Anpassungsleistung von Tieren dominieren beim Menschen die adaptiven Konditionen durch den gezielten Einsatz geistigen und praktischen Potentials, um dadurch ökologisch geprägte Problemlagen zu seinem Nutzen zu modulieren.

A.Gehlen (1904-1976) sieht die *Adaptationskapazität* des Menschen in dessen Eigenschaft als *Mängelwesen* (s. *Kulturspezifische & Ethnotypische Verfahren: Traditionelle Europäische Medizin (TEM)* S.1). Er hatte diese Theorie u.a. über die Philosophien von *J.G.Herder, A.Schopenhauer, M.Scheler, P.Th.de Chardin, J.Dewey* entwickelt und sie dann er sie mit den Resultaten der neueren Ethologie und Biologie (*V. v. Weizsäcker, J. v. Uexküll* u.a.) in Relation gesetzt.

A.Gehlen konstatiert im Vergleich mit Tieren beim Menschen 3 grundlegende naturgegebene *Mängel* in *organischer Ausstattung*, in zeitaufwendiger *Aufzucht* der Jungen, und nur noch rudimentär vertretenen *Instinkten*. Diese 3 Mängel werden vom Menschen zur existentiellen Sicherung für eine kulturelle Formung des Verhaltens modifiziert, an die Stelle genetisch fixierter tierischer Handlungsschemata tritt die erworbene, auf eigener oder übernommener Erfahrung basierende kulturelle Praxis. Diese Kulturleistung profitiert von der biologisch definierten Mängelsituation als „Inbegriff tätig veränderter urwüchsiger Bedingungen". Da die menschliche Instinktausstattung durch einen *Zufall der Evolution* reduziert wurde, sodass „natürlichen Antriebe" weitgehend freigesetzt werden konnten, benötigt der Mensch zur Sicherung seiner Existenz kompensatorische „Entlastung". Diese Entlastungsinstanz sieht *A.Gehlen* in den *sozialen Institutionen*. *Institutionen* leiten das Handeln von Menschen, beschränken die Willkür individuellen Handelns über die Vernetzung allgemeiner Bedürfnisse mit allgemeinen sachlichen Notwendigkeiten, und definieren somit über sozial definierte Regeln mit gesellschaftlicher Maßgeblichkeit den gemeinsamen Handlungsrahmen und mit ihm verbundene Verpflichtungen.

Eine weitere wesentliche *Abgrenzung vom Tier* liegen nach der *Evolutionären Erkenntnistheorie* in *Verstand* und *Vernunft*.

Die *Vernunft* hatte sich demnach über *Problembewältigung* entwickelt, als Fähigkeit zum Denken wird sie häufig mit *Verstand* synonymisiert. In der Philosophie gibt es jedoch deutliche Unterschiede zwischen *Vernunft* und *Verstand*, bereits *Aristoteles* (383-322 v.Chr.) forderte für das verstandesmäßige schrittweise Denken Voraussetzungen, die selbst nicht Ergebnis von verstandesmäßigem schrittweisem Denken sein können.

Generell ist der *Verstand* das Vermögen zu denken, erkennen und zu urteilen, und somit eine *begriffliche Tätigkeit*, während die *Vernunft* die Verstandestätigkeit leitet, regelt und ordnet, ihm seine Grenzen setzt.

Im evolutionären Prozess haben sich zuletzt die *Instrumentelle Vernunft* herausgebildet, sowie die *Objektive Vernunft*, indem letztere die beurteilende Argumentation für erstere geben soll. Da es sich bei der *instrumentellen Vernunft* jedoch um eine auf zweckrationales Handeln ausgerichtete Argumentation handelt, dient deren Beurteilung lediglich der Bestätigung der Sinnhaftigkeit im Rahmen bestehender gesellschaftlicher Interessen und Ziele.

Dies steht im Widerspruch zu *I.Kant* (1724-1804), dessen *theoretische* und *praktische Vernunft* zu einer Übereinstimmung des Wollens und Handelns mit dem Sittengesetz führen. Dieses *Sittengesetz* formuliert *I.Kant* als *Kategorischen Imperativ*.

Th.W.Adorno und *M.Horkheimer* sehen daher in der Orientierung an der *Instrumentellen Vernunft* zur technischen Beherrschung der Natur Auswirkungen auf den Menschen, als Teil der Natur. Indem nicht der Mensch den Zweck bestimmt, sondern umgekehrt der Zweck den Menschen, führt dies zur totalitärer Beherrschung und Barbarei. Dennoch halten sie am Ideal einer „wahren Vernünftigkeit" fest, einer nicht-begrifflichen „Versöhnung" der Gegensätze.

Gegenwärtig gilt der in der binären Nomenklatur ausgewiesene *homo sapiens* in seiner sozialen Kompetenz als *zivilisiert, rational* und *wissenschaftlich* und befindet sich in der Diskussion seines potentiellen evolutionären Endpunktes.

Wann ist der Mensch ein Mensch?

Dem *Menschen* fällt es grundsätzlich schwer, sich über die biologische Systematisierung hinaus existenzanalytisch selbst darzustellen, da er nach *R.Steiner* „sich die Welt nur durch die Brille seines subjektiven Lebens vorstellen kann, ist alle seine Erkenntnis nur eine subjektive, beschränkt-menschliche." Um solche Subjektivierung möglichst zu vermeiden, verwendet er auch zu seiner eigenen taxonomischen Kategorisierung die in der gesamten biologischen Artdiagnostik üblichen Schemata. Im allgemeinen werden in der biologischen Systematik wenige Kernmerkale als Charakteristika definiert, um hierüber die Differenzierung von sonst unter die gleiche *Gattung* zu subsumierenden Wesen hervorzuheben. *C.v.Linné* unterteilt in seiner *Taxonomie* die Oberbegriffe Klasse, Ordnung, Familie, Gattung, Art, entsprechend ist der moderne Mensch ein Säugetier aus der Ordnung der Primaten, in seiner Unterordnung gehört er zu den Trockennasenaffen, und dort zur Familie der Menschenaffen; er gilt als einziges rezentes Mitglied der Gattung *Homo*.

In der biologischen Ontogenese beginnt das Menschsein mit der Verschmelzung von Ei- und Samenzelle, alternativ mit der intrauterinen Nidation.

Solche Systematiken können zwar die anatomische Klassifizierung des Menschen erleichtern, erfassen jedoch keinesfalls das metaphysische Spektrum des Menschseins.

Die philosophische Tradition beurteilt seit der *Sophistik* (5.-4.Jh. v.Chr.) als verbindliches Merkmal des Menschen seine *Vernunftfähigkeit*. Vorher stand der Kosmos im Zentrum philosophischer Betrachtungen, der Mensch war subordinativer Bestandteil, mit *Protagoras* (490-411 v.Chr.) rückt der Mensch in den Mittelpunkt, „Der Mensch ist das Maß aller Dinge, der seienden, dass sie sind, und der nichtseienden, dass sie nicht sind". Mit diesem sog. *Homo-Mensura-Satz* war die Grenze vom religiös mystisch bestimmten Denken zum selbstbestimmten Wissen überwunden. *Sokrates* (469-399 v.Chr.) und *Platon* (427-327 v.Chr.) sahen folglich die herausragende menschenspezifische Qualität in der *Erkenntnisfähigkeit*, die den Menschen dazu befähigt, die Wahrheit zu erkennen. Hierauf baute die von *Aristoteles* (384-322 v.Chr.) ausgearbeitete Tugendlehre, wonach der Mensch als denkendes Wesen sich die *dianoetischen Tugenden* (διανοια = griech. *Vernunft*) aneignen kann, um darüber sein

Wesen zu bestimmen. Grundsätzlich wird in vielen antiken Konzeptionen der Mensch in Relation zu ethischem Konnex gesetzt.

In der *Stoa* (um 300 v.Chr.) ist der Mensch in einen übergreifenden kosmischen Zusammenhang eingebunden, aus dem sich ein in allen Naturerscheinungen und natürlichen Zusammenhängen waltendes göttliches Prinzip ergibt. Der Mensch muss lernen, an der kosmischen Vernunft teilzunehmen und in Gelassenheit und „stoischer Ruhe" seine Stellung in dieser Ordnung zu akzeptieren. Das Erfassen bildet die Grundlage sowohl des Wissens als auch der Meinung. Voraussetzung für Wissen ist nach stoischer Auffassung die Begründung oder Argumentation, *Wissen* impliziert *Wahrheit*, wenn eine Behauptung durch keinerlei Argumentation als Falschheit oder Unhaltbarkeit einer Behauptung widerlegt werden kann. Der *Erkenntnisprozess* beginnt mit einer *Einwirkung* der Sinne von *außen. Diokles* (Mitte 4. Jahrhundert v.Chr.) spricht von einer *Prägung* in der Seele und einer Veränderung der Seele, als Basis der Kognition. Für eine *Einwirkung* sind verschiedene Ursachen verantwortlich, nach *Aristoteles* sind causa materialis und causa formalis *innere* Ursachen, und causa efficiens und causa finalis *äußere* Ursachen, *Ursachen* sind allgemein das etwas anderem Vorausgehende, das dieses als Folge hervorruft. Diese *Einwirkungen* entsprechen *Sinneseindrücken*, die sich zu Vorstellungen und Begriffen herausbilden können, in der Differenzierung zwischen *Bezeichnendem, Bezeichneten* und dem *realen Gegenstand*, vergleichbar der Interpretation der modernen *Empiristen*, wonach *Sinnesdaten* zwischen äußerem Objekt und epistemischem Subjekt vermitteln, indem sie das Objekt in der Wahrnehmung repräsentieren. Demnach gilt als Wahrheitskriterium der erfassende Eindruck eines Phänomens in seiner Übereinstimmung mit der Wirklichkeit. Der erfassende Sinneseindruck bringt jedoch noch keine Erkenntnis, hierzu ist der *Verstand* erforderlich, als geistiges Vermögen der Begriffsbildung. Dies ist ein freiwilliger Akt und wird vom Eindruck nicht erzwungen, der Unterschied zwischen dem Weisen und dem Toren liegt in der *Wahrnehmungsbeurteilung* der Zusammenhänge. Von den Stoikern stammt die Dreiteilung der Philosophie in *Logik, Physik* und *Ethik*, bei Priorisierung der Ethik, die *Zustimmung* zu dem erfassenden Sinneseindruck ist ein *sittlicher Akt*. Die Zustimmung des Weisen ist sittlich richtig, weil sie *verantwortet* werden kann, entsprechend gilt die des Toren als unsittlich. *Verantwortung* bezeichnet generell die ethische Verpflichtung eines Menschen zum Tun oder zum Unterlassen und somit zum Einstehen für die Folgen aus beidem. Somit ist das sittliche Ideal der Weise, er handelt vernunftimmanent, er beherrscht Affekte und Leidenschaften und zeichnet sich aus durch Gelassenheit und Leidenschaftslosigkeit und seelische Unerschütterlichkeit. Indem er Einsicht in die göttliche Ordnung der Welt hat und dieser Vernunft entsprechend denkt und handelt.

Die Einheit dieser drei Disziplinen Logik, Physik und Ethik gründet im *Logos* (λογος = griech. *Wort*), die Denktätigkeit ist aufs engste mit der *Sprachtätigkeit* verbunden.

In der christlichen Philosophie gilt der Mensch zwar als Ebenbild Gottes, er kann sein Wesen jedoch nur im Glauben an *Gott* erfahren (s *Kulturspezifische & Ethnotypische Verfahren: Traditionelle Europäische Medizin [TEM]*), deshalb wird deutlich zwischen dem *Geistigen* und dem *Naturhaften* getrennt. In der Philosophie der *Renaissance*, der *Aufklärung* und des *Humanismus* gelangt jedoch der Mensch in den Mittelpunkt. Er ist autonom und für sein Schicksal selbst verantwortlich, die *Renaissance* lehnt die mittelalterlich-theologischen Auffassungen ab, zugunsten des Vertrauens in die individuelle menschliche Erkenntnisfähigkeit, der Ästhetisierung des Lebens und der Naturbetrachtung. *J.Kepler* (1571-1630) formulierte entsprechend: „der menschliche Geist durchschaut quantitative Verhältnisse am klarsten, er ist recht eigentlich geschaffen, diese aufzufassen." Der *Humanismus* stellt die Basis der geistigen Bewegung der *Renaissance*, entsprechend sieht er im Menschen den Ausgangspunkt der Erkenntnis und der Welterschließung, er postuliert dessen uneingeschränkte, freie und schöpferische Entfaltung. Trotz seiner christlich-religiösen Motivation richtet er sich gegen den kirchlichen Dogmatismus, zur Erkenntnis der Wahrheit werden neben christlichen auch antike Quellen herangezogen, die Entfaltung der menschlichen Fähigkeiten galt als Bildungsideal, mit dem klassischen Bildungskanon *Trivium* (Grammatik, Rhetorik, Dialektik) und *Quadrivium* (Arithmetik, Geometrie, Astronomie, Musik). Die *Aufklärung* korrigiert die bisherige Auffassung der Religion, indem sie zwar einen persönlichen, übernatürlichen Gott akzeptiert, diesem jedoch nach der Schöpfung keine weitere Einflüsse auf die Welt konzediert. Damit gesteht sie lediglich eine auf den menschlichen Verstand gegründete Vernunftreligion zu (*Deismus*). Sie kritisiert durch Tradition und Autorität erstellte Normen, sie glaubt an den evolutionären Fortschritt der Menschheit und an die *Autonomie der Vernunft* zur Kognition allgemeingültiger Strukturen ihrer selbst, des menschlichen Lebens und der Natur. Hierüber zeigt sie Ansätze zur *Sophistik* der griechischen Antike, die bereits zwischen dem Bereich der Naturgesetzlichkeit und dem der von Menschen gesetzten Normen, Zwecke und Werte unterschieden und sich somit gegen die herrschenden Meinungen und Autoritäten gewandt hatte. *I.Kant* definiert, „Aufklärung ist der Ausgang des Menschen aus seiner selbst verschuldeten Unmündigkeit.....".

Weiterhin stehen jedoch das *Geistige* und das *Naturhafte* als Inbegriff des Leiblichen, Sinnlichen einander diametral.

Das *Geistige* ermöglicht *Autonomie* und *Freiheit*, im Gegensatz zu *Schicksal* und *Notwendigkeit*. *I.Kant* spricht von der *Willensfreiheit* als von der Autonomie der reinen praktischen Vernunft, als *kategorischen Imperativ*. Das *Naturhafte* untersteht dagegen den Naturgesetzen, besonders dem der *Kausalität*. Hierbei ist zu unterscheiden zwischen dem Kausalitäts*prinzip*, das auf Kausalzusammenhänge verweist, und dem Kausalitäts*gesetz*, wonach gleiche Ursachen gleiche Wirkungen haben. In der *Stoa* wurde die Kausalität zum allgemeinen Grundgesetz der Welt, indem es sich sowohl auf menschliches Handeln als auch auf Naturvorgänge bezieht. (s. S.3). In der Neuzeit steht dagegen weniger die Zweckursache als die *Zweck-Mittel-Relation* im Zentrum, die Wirkursache, die *I.Newton* (1642-1727) als einzig wahre Ursache betrachtet, wird nicht als Wesenhaftigkeit, sondern als Glied einer Kette von Ereignissen interpretiert. *I.Newton* sah zudem in der *Zeit* eine feststehende Größe, sodass Zukunft, Gegenwart und Vergangenheit deterministisch feststünden. Die moderne Physik löst sich vom Ursache-Wirkungs-Zusammenhang zugunsten der *Kausalen Erklärung* als deduktiv-nomologische oder statische Erklärung, wobei allerdings die Gesetze in den Prämissen Kausalgesetze sein müssen; die Antecendenzdaten sind dann die Ursachen der zu erklärenden Tatsachen.

Das *Naturhafte* ist dagegen unfrei und unterliegt dem *Leib-Seele-Problem*. *Platon* bezeichnete den Leib als Kerker der Seele, die Seele ist ewig und befreit sich aus dem Gefängnis des Leibes durch den Tod. Die Seele hat Zugang zu den *Ideen* (ιδεα = griech. *Gestalt, Form, Urbild, Wesen*) aber auch zu *Trieben* und *Neigungen*. Nach *Platon* sind *Ideen* unveränderliche, ewige, nicht sinnlich wahrnehmbare Wesenheiten der Einzeldinge. Die *Idee* existiert unabhängig von den wahrnehmbaren und von dem sie erfassenden Denkvorgang, sie liegt außerhalb der Vorstellungswelt, bekommt ihre Aussage erst durch die Proposition. Die christliche Philosophie interpretiert die *Ideen* gemäß *Augustinus* (345-430) als Gedanken Gottes, *R..Descartes* (1596-1650) bezeichnet Ideen als „alles, was in unserem Geist, in unserem Bewusstsein ist.", *I.Kant* formuliert Ideen als reine Vernunftbegriffe, denen keine Gegenstände der Erfahrung entsprechen, erst der Verstand ordnet über die Kategorien die Erfahrung, er ermöglicht die Erkenntnis der in der Erfahrung gegebenen Gegenstände. Der Verstand bezieht sich auf das Bedingte, die Vernunft auf das Unbedingte. Die Vernunft gewährleistet die Einheit der Verstandeserkenntnis. *Aristoteles* sieht zwischen Leib und Seele Interaktionen, für *B.de Spinoza* (1632-1677) gibt es eine Parallelität zwischen Leib und Seele. Reduziert man den Leib auf die Seele bzw. umgekehrt ist dies *Monismus*, wird das Leibliche auf das Seelische reduziert, ist die *Spritualismus*, im entgegengesetzten Fall ist es *Physikalismus*. In der *Identitätstheorie* wird das Seelische bzw. Bewusstseinsmäßige auf biologisch-chemische Prozesse, speziell neuronale Prozesse reduziert, wodurch das Leib-Seele-Problem als gehirnphysiologisches Problem gedeutet wird.

In den Bemühungen, das *Wesen des Menschen* darzustellen, wurde von *W.Sombart* eine Auswahl von *Zitaten* zusammengestellt. Demnach ist der Mensch nach *Platon* ein zweibeiniges Tier ohne Federn, *Aristoteles* hält ihn für ein sprachbegabtes (vernunftbegabtes) Tier, die *Stoa* für einen Mikrokosmos. Nach *Cicero* gibt es ein Tier das, vorsorglich, vielseitig schlau, scharfsinnig, über ein gutes Gedächtnis verfügt, reichlich versehen mit Vernunft und Klugheit, wir Mensch nennen. (animal hoc providum, sagax multiplex, acutum, memor, plenum rationis et consilii, quod vocamus hominem.). *Augustinus* bezeichnet ihn als Ebenbild Gottes und als ein vernunftbegabtes, sterbliches Tier. *Thomas v. Aquin* sieht ihn als Horizont und Grenzgebiet zweier Welten (horizon et confinium duorum mundorum), *G.W.Leibniz* als kleinen Gott. *M.E.de Montaigne* betrachtet ihn als das verleumderischste und schwächste aller Geschöpfe....und doch das hochmütigste. (la plus calomnieuse et fragile de toutes les créatures.... et quand à plus orgueilleuse), *B.Pascal* hält ihn für das schwächstes Schilfrohr in der

Natur, aber ein denkendes Schilfrohr. (un roseau le plus faible de la nature, mais un roseau pensant) und *J.-J.Rousseau* für ein lasterhaftes Tier (un animal dépravé). *B.Franklin* bezeichnet den Menschen als werkzeugherstellendes Tier (a tool making animal), *I.Kant* als das Tier, das sich selbst vervollkommnen kann, *J.G.Herder* als den ersten Freigelassenen der Schöpfung. *Fr.Schiller* nennt ihn das Wesen, welches will und J.W.Goethe als das erste Gespräch, das die Natur mit Gott hält „Was ist der Mensch? / Ein hohler Darm / mit Furcht und Hoffnung angefüllt / daß Gott erbarm". Nach *A.Schopenhauer* ist der Mensch das prügelnde Tier, „Ihm ist das Prügeln so natürlich wie den reißenden Tieren das Beißen und dem Hornvieh das Stoßen"; das Tier, das sich langweilen kann. *Fr.Nietzsche* Tier, interpretiert den Menschen als das kranke Tier; das Untier und Übertier; das nicht festgestellte Tier; das Tier, das versprechen darf. *K.Marx* spricht vom Tier, das sich durch Arbeit selbst reproduziert, *S.Freud* vom Triebverdränger. *M.Scheler* bezeichnet ihn als den Nein-sagen-Könner, *P.Ernst* als das Tier, das sich selber belügt, *N.Hartmann* als das aus sich selbst heraus gefährdete Wesen, *H.Plessner* als das exzentrische Tier, das lachen und weinen kann, *A.Gehlen* als das Organmängel-kompensierende Tier, *E.Cassirer* als animal symbolicum etc.

Nach derzeit gültiger *philosophischer* Diktion ist der *Mensch* ein polyglottes, naturversinnlichendes und Sinn naturierendes Artefakt und Handlungswesen, nach *ökologischer* Interpretation das in Anpassung an und Wirkung auf seine Umwelt plastischste und rigideste Tier und unter *physikalischen* Aspekten ein physikalisch-energetisches System höchster Ektropie.

Lebende Systeme werden u.a charakterisiert als ein prinzipielles Fließgleichgewicht von vereinnahmter und verausgabter Energie, was jedoch nicht ausschließt, dass es sowohl zu einer temporären Energieanhäufung als auch Unterversorgung kommen kann. *K.Wieser* hatte bereits 1914 postuliert, dass für alle Lebewesen der *Zugewinn von Energie* existentiell wichtig ist. Er hatte entsprechend als Erweiterung der *Thermodynamik* das *Ektropiegesetz* formuliert, wonach im wesentlichen „es in der Natur ganz seltene, bevorzugte Energiequellen (Systeme) gibt, die nicht wie alle anderen der sinkenden Ausnutzbarkeit der Energie (*Entropie*) unterliegen, sondern an denen umgekehrt eine sinkende Entropie (*Ektropie*), also eine steigende Ausnutzbarkeit nachweisbar ist." *H.Hass* hatte Mitte der 60er Jahre des 20. Jh. diese Theorie erweitert, wonach der Zugewinn von Energie auch die vom Menschen geschaffenen wirtschaftlichen Strukturen betrifft und die Energiebilanz über Bestand oder Untergang entscheidet.

Kommunikation ist alles

Der ökologische Bezug ist für alle Lebewesen originär von existentieller Bedeutung, sämtliche physiologische Funktionen sind auf natürliche Ressourcen angewiesen, die den individuellen biologischen, psychischen und sozialen Anforderungen entsprechen. Organismen benötigen daher zum Überleben *Umwelten*, die sich zu ihren Bedürfnissen und Verhaltensmöglichkeiten kongruent verhalten. Das wesentliche Grundproblem der Biologie und Medizin liegt folglich in der *Beziehung* zwischen dem *Organismus* und seiner *Umgebung*, wobei *Beziehung* laut *J.v.Uexküll* eine *Entsprechung* darstellt, in der sich Organismus und Umgebung gegenseitig definieren und gegenseitig ergänzen. Leben manifestiert sich zwar auf jeder Integrationsebene in verschiedenartiger Erscheinung, aber in prinzipiell gleicher systemischer Weise.

Somit lässt sich aus medizinischer Sicht Gesundheit als intaktes, Krankheit dagegen als gestörtes Beziehungsgefüge definieren.

Nach *G.Bateson* bilden Organismus und Umwelt ein „Ganzes", eine „Einheit des Überlebens", oder ein „lebendes System", dessen Teile wie Schlüssel und Schloss zueinander passen müssen. Deshalb ist *Umwelt* von der herkömmlichen Auffassung der *Umgebung* zu differenzieren, nach *J.v.Uexküll* ist „Umwelt" die „subjektive Welt", die ein Lebewesen aufgrund seiner artspezifischen Organisation, seiner biologischen Bedürfnisse und Verhaltensdispositionen aus Zeichen „konstruiert", die seine Rezeptoren oder Sinnesorgane empfangen.

Hierfür ist ein Kommunikationsvorgang erforderlich, der im wesentlichen über interne Kode-Abstimmungen sowohl im affektiven als auch kognitiven Bereich kongruieren soll.

Solche *Abstimmungsvorgänge* laufen zu einem großen Teil unterhalb der Bewusstseinsschwelle ab, können beim Menschen jedoch bei ungelösten Problemsituationen auf die Bewusstseinsebene gehoben werden und sich bei entsprechender Dringlichkeit mit psychischen und somatischen Begleiterscheinungen äußern. Wichtig ist hierbei die Fähigkeit des Zeichenempfängers, eine *Beziehung* zwischen dem Zeichen und einer bezeichneten Sache herzustellen. Wenn jedoch *Wahrnehmen* nicht mit Abbilden, sondern mit *Konstruieren* gleichzusetzen ist, resultiert dies einem *dynamischen System*. Daher sind die *Beziehungen* zwischen einem Organismus und seiner Umwelt als Beziehungen zwischen den Komponenten eines Ganzen zu interpretieren, die nicht durch Ursache und Wirkung oder Reiz und Reaktion, sondern durch Vorgänge verbunden sind, die sich als *Zeichenprozesse* beschreiben lassen.

Das Gleiche gilt für intraorganismische Beziehungen.

Bedürfnisse entsprechen folglich einem Missverständnis, lassen sich als *Passungsdefizite* zu verstehen. *J.Piaget* erklärt sie als Mangelzustände der Einheit des Überlebens, die den Körper dazu zwingen, seiner *Umgebung* eine Bedeutung als *Umwelt* zuzuerkennen, in der das Fehlende gefunden und mit entsprechender Aktivität die Einheit des Überlebens wiederhergestellt werden kann. Diese Fähigkeit des Organismus, Einwirkungen der Umwelt nicht mechanisch zu beantworten, sondern zu interpretieren und über Verhaltensänderungen zu beantworten, entspricht „Erleben".

H.R.Maturana bezeichnet die Fähigkeit lebender Organismen, nach „eigenen Kriterien" in energetische Interaktionen mit der Umwelt treten zu können, *Autopoiese*.

Der Begriff des „Eigenen" lässt sich über den Terminus der *Proprioception* veranschaulichen, mit dem *Ch.S.Sherrington* die Längen- und Spannungsänderungen von Muskeln bei Reflexen bezeichnete, indem der Muskel sich mit seiner Kontraktion als Reaktion auf seine Dehnung „selbst in Besitz" oder „zu eigen" nimmt (proprium = lat. *das Eigene*, capere = lat. *nehmen*).

J.Piaget identifiziert *Sensorik* als ein Selbstgespräch, in dem der Körper sich mit seiner motorischen Reaktion in „Besitz nimmt". Nach *M.Spitzer* erhalten im Gehirn 99,9% aller Neuronen ihren Input von anderen Neuronen und versenden ihren Output an andere Neuronen im Sinne eines 2-schichtigen Netzwerkes, im Kortex befinden sich ca. 20 Milliarden Neuronen im Zusammenschluss verschiedener strukturierter und vorgeschalteter Module. Die neuromodulatorischen Systeme sind bei jedem Menschen unterschiedlich, durch Selbstorganisation ihrer Synapsengewichte können sich Neuronen so einstellen, dass eine topographische Merkmalskurve des Inputmusters besteht. Dabei wird ein häufiger und daher wichtiger Input auf einer größeren Fläche gespeichert als ein seltener Input.

Somit besteht der größte Teil von Informationen aus *neuronalen Selbstgesprächen*. Ein Ausfall führt nach O.W.Sacks „zu einer elementaren Veränderung der Identität oder ‚Selbstheit' auf einer ganz klar umrissenen organischen, neurologischen Grundlage."

Th.v.Uexküll leitet hieraus das Grundmuster der Regel zur Konstruktion der Einheit des Überlebens aus Organismus und Umwelt ab. Dieses gilt für alle Formen der Beziehung zwischen Organismus und Außenwelt, in denen „Körper" als Zeichen für „Selbst" und „Umwelt" als Zeichen für „Nichtselbst" erlebt werden. In dieser Formel ist aktives Verhalten des Organismus gleichzeitig die „kybernetische Prüfung" für die „Passung" der sensorischen Umweltkonstruktion.

C.S.Peirce hat als Grundlage einer modernen *medizinischen Semiotik* eine *Zeichentheorie* entwickelt, die hierfür erforderlichen *Zeichenprozesse* definiert er als einen *triadischen Vorgang*.

Dieser besteht, im Gegensatz zu dem 2-gliedrigen Ursache-Wirkungsprinzip mechanischer Kausalprozesse, aus 3 Gliedern, aus *Repräsentamen (Zeichen), Interpretant* und *Objekt*, die jeweils miteinander in Beziehung stehen (Abb. 1).

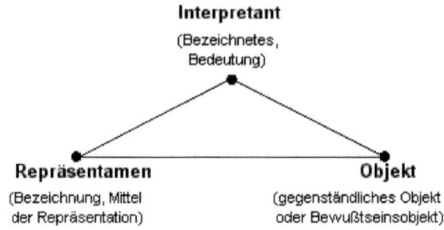

Interpretant
(Bezeichnetes,
Bedeutung)

Repräsentamen   **Objekt**
(Bezeichnung, Mittel   (gegenständliches Objekt
der Repräsentation)   oder Bewußtseinsobjekt)

Abb.1 *Semiotisches Dreieck*

Nach *C.S.Pierce* sind Beispiele für *Zeichen* „nicht eine bestimmte Klasse von Gegenständen, sonder jedes beliebige Etwas, das die triadische Relation der Vermittlung zwischen einem Ersten und einem Zweiten begründet. Beispiele für Zeichen sind Bilder Symptome, Wörter.....Während aber einerseits jedes beliebige Phänomen als Zeichen fungieren kann, gilt andererseits, dass nichts Zeichen ist, was nicht als Zeichen interpretiert werden kann."

Entsprechend stellt das *Zeichen* eine Relation dar, in der ein *Repräsentamen* über einen *Interpretanten* für ein *Objekt* steht, somit subsumiert das *Zeichen* eine *Bezeichnung* und eine *Bedeutung*. Folglich treffen im *Zeichen* der Akt der Setzung eines bezeichnenden Mittels (*Repräsentamen*) für einen bezeichneten Gegenstand (*Objekt*) und der Akt der Interpretation des Verhältnisses von Bezeichner und Bezeichnetem durch eine Zuschreibung (*Interpretant*) aufeinander.

Zeichensetzung (*Bezeichnung*) und Zeichendeutung (*Bedeutung*) sind aufs engste miteinander verwoben, stehen in gegenseitiger Wechselwirkung und lassen sich nur im Sprechen über das Zeichen voneinander trennen.

Bezogen auf den menschlichen Organismus stellt der *Interpretant* Änderungen an den Rezeptoren des Organismus als *Zeichen* für Vorgänge in seiner Umwelt in einen Zusammenhang, der für seine Bedürfnisse „Bedeutung" hat.

„Bedeutungen" verbinden *Zeichen* mit einem intendierten Objekt oder Vorgang.

C.S.Peirce orientiert sich an der aristotelischen und mittelalterlichen Tradition, *Zeichen* im Rahmen der *Logik* zu verhandeln. Hierbei geht er von der Grundannahme aus, dass Zeichenprozess, Hypothesenbildung und Schlussfolgerung homolog, also von gleicher Struktur sind, deshalb ist Schlussfolgern (Denken) nur innerhalb von Zeichenrelationen möglich, Gedanken sind somit Zeichen.

Aus dem Objektbezug des Zeichens hat er eine *Zeichenklassifikation* entwickelt, die drei verschiedene *Zeichenprozesse* als Beziehungsarten unterscheidet, *Ikone*, *Symbole* und *Indices* (Abb. 2).

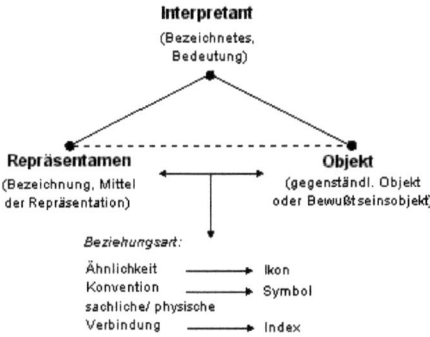

Abb2. Differenzierung von Zeichen nach der Beziehung Repräsentamen-Objekt

Indices werden dabei nach *N.Lenke* als hinweisende Zeichen definiert, die in einem direkten kausalen, logischen oder physischen Verhältnis zu dem Objekt der Repräsentation stehen. Objekt und Rpräsentamen stehen dabei in einer raumzeitlichen Kontiguität. Sie haben dadurch einen vordergründigen Bezug zur Medizin, in Form von Symptomen, wie z.b. zwischen Fieber und beschleunigtem Puls eine sachliche Verbindung besteht und sie somit auf eine mögliche Krankheit verweisen. *Indexikalische* Zeichenprozesse sind phylogenetisch später entstanden, laut *D.N.Stern* entstehen sie ontogenetisch nach den ikonischen Zeichen bei Kindern mit ca. 4 Monaten, sie gestalten die animalische Ebene des Lebens. Sie konstruieren die Erfahrung, „Ursache für Veränderungen" zu sein, als Basis für räumlich-zeitlich, nach Ursache und Wirkung geordnete Umwelten, in denen wir uns für unsere Motorik orientieren.

Symbole unterliegen in ihrer Repräsentation einer gesetzmäßigen Konvention bzw. dem Gewohnheitsverhalten des Zeichenverwenders. Die natürliche Sprache verfügt über eine Vielzahl von Symbolen, deren Kenntnis die Voraussetzung für ein gegenseitiges Verstehen ist. Nach *W.Nöth* sind *Symbole arbiträr*, also nicht durch die Beschaffenheit des Objekts oder der Repräsentation beeinflusst, sondern willkürlich festgelegt, da das Verhältnis zwischen Repräsentamen und Objekt nur durch Definition, Regel oder Konvention bestimmt wird. Die *symbolischen* Zeichenprozesse sind logisch korrelierend, nach *T.Deacon* verfügen von allen Lebewesen nur die *Menschen* über Bewusstsein und somit die Fähigkeit, *symbolische* Zeichen zu interpretieren, um dadurch aus Vorgängen in biologischen Umwelten individuelle und kommunikative Wirklichkeiten über die Sprache zu konstruieren. Das „Passen" deren Begriffe impliziert gemeinsame Konstruktionsregeln und darüber ein „kommunikatives Realitätsprinzip" als Ausdruck eines gemeinschaftlichen Handelns. Zur existentiellen Sicherung sind sie innerhalb ihres Umweltverständnisses auf individuelle Wirklichkeiten angewiesen, die sie mit ihrer Sprache konstruieren und in gemeinsame Wirklichkeiten integrieren müssen. Das symbolische Zeichensystem wird nach *J.Piaget* im etwa 2. Lebensjahr erworben, es

13

integriert *ikonische* und *indexikalische* Zeichenprozesse als sozial gelernte Bedeutungs-Zusammenhänge zu menschlichen Wirklichkeiten.

Ikone konstituieren sich aus einem Ähnlichkeitsbezug von Repräsentamen undObjekt und gelten daher als am wenigsten arbiträr. Nach *N.Lenke* kann diese Ähnlichkeit durch sinnliche Wahrnehmung erfahren werden, wie z.b. Bildern, aber auch durch abstrakte und ideelle Darstellungen, wie z.b. Metaphern.). *C.S.Peirce* sieht deshalb die Ähnlichkeit zwischen Objekt und Repräsentamen eher als sekundäres Kriterium. Wesentlich ist dagegen, dass ein Ikon sich kraft der eigenen Merkmale auf ein Objekt bezieht. Die *ikonischen* Zeichenprozesse treten phylo- und ontogenetisch am frühesten auf und bilden die einfachste Ebene für Umweltkonstruktionen, indem sie die vegetative oder pflanzliche Basis formen.

C.S.Pierce hat die *Zeichenprozesse* nach *3 Universalkategorien* geordnet, in Anlehnung an die *Wahrnehmungskategorien* von *Aristoteles* bis *I.Kant* und *G.W.Fr.Hegel*, unter Miteinbeziehung der *Zeichenklassifikationen.*

Demnach steht die „Erstheit" für die *Präsentation* des qualitativ Erlebten, biologisch der Sensorik, und als *ikonisches* Zeichen, wobei das *Ikon* in sich selbst besteht und weder auf etwas verweist noch hinter einem anderen steht.

Die „Zweitheit" ist die *Repräsentation* von etwas anderem, wie Anstrengung für Widerstand oder Rauch für Feuer und als *indexikalisches* Zeichen, wobei der *Index* die Kategorie der räumlichen, zeitlichen und kausalen Zusammenhänge unterschiedlicher Wahrnehmungen repräsentiert.

Die „Drittheit" schließlich steht für die *Interpretation*, indem sie als *Symbol* ikonische und indexikalische Zeichen mit symbolischen Zeichen sprachlicher oder gedanklicher Art als Aussagen, Regeln usw. vereint.

Kommunikation ist im menschlichen Bereich primär sprachbezogen, wobei die Bedeutung deren Lautfolgen als Folge einer Konvention zwischen Menschen in einem gemeinsamen Sprachraum bestimmt wird.

Zum Aufbau einer kooperativen Arzt-Patient-Beziehung ist daher eine korrespektive Kommunikationsebene erforderlich, um den Patienten *passungsgenau* (s. S.6) zu informieren und seine *Compliance* zu fördern. Diese setzt präzise, individuelle und hilfreiche Information voraus, die wir durch eine Amelioration der Sprecher- und Hörerperspektive erhalten können, indem wir aus der Sicht semiotischer Rhetorik ein *gemeinsames „Panorama"* der *„Wirklichkeit"* über eine *Konvergenz von „intentionalem"* Interpretanten des Sprechers und *„effektivem"* Interpretanten des Hörers erstellen. Hieraus kann dann zwischen Arzt und Patient ein gemeinsamer *„Communicational Interpretant"* entstehen.

Im Kreisverkehr der Lebenssphären

Medizin wurde von Menschen für Menschen erfunden, die menschlicher Hilfe bedürfen, wobei für jede Kultur die dem Wesen dieser Medizin eigenen Verantwortungen gelten. Dabei muss eine Theorie der Medizin vom Menschen in seiner Wirklichkeit ausgehen und zugleich unteilbar mit seiner Praxis verbunden sein, da unreflektierte Theorien zu inhumaner Praxis führen.

Th.v.Uexküll und *W.Wesiack* haben hierzu das *bio-psycho-soziale Modell* als Grundlage ärztlichen Denkens und Handelns entworfen, als Voraussetzung für eine „humane" Medizin, um zu vermeiden, dass sich sowohl Patienten als auch Ärzte „im Milchstraßensystem von Spezialdisziplinen" verirren.

Im anglophonen Sprachraum wird der Begriff *biopsychsozial* seit länger Zeit verwendet, im deutschen Bereich, ursprünglich zusammengefasst unter „medizinische Psychologie" setzte sich Ende der 1970er Jahre die Bezeichnung „psychosoziale Medizin" durch, nicht zuletzt durch die Aufnahme dieses Faches in die Ausbildungs- und Prüfungsordnung. Während „Medizin" die ärztliche Tätigkeit betont, meint „psychosozial" die psychologische, sozialpsychologische und soziologische Dimension der medizinischen Praxis.

Das von *Th.v.Uexküll* und *W.Wesiack* entworfene Muster entspricht einem Modell von Krankheit und Gesundheit, welches annimmt, dass Verbindungen zwischen Nervensystem, Immunsystem, Verhaltensweisen, kognitiver Verarbeitung und Faktoren in der Umwelt die Risiken für eine Krankheit erhöhen können. Sie legen hierbei ein anthropologisches Konzept vor, das physikalisch-chemische, biologische, psychologische und soziale Aspekte der menschlichen Realität integriert, *bio* steht hier für die Anerkennung der Realität einer biologischen Krankheit, *psycho* und *sozial* zielen auf die psychischen und sozialen Komponenten von Gesundheit. Entsprechend der Auffassung der WHO (Weltgesundheitsorganisation) ist der gesunde Mensch eine biopsychosoziale Einheit.

Zur Demonstration der Fähigkeit lebender Systeme, eine Umwelt als eigene Lebenssphäre aufzubauen, in der ein „Sich-Erleben" möglich wird, hat *J.v.Üxkuell* das Modell des *Funktionskreises* entworfen, als Fundament für die moderne Verhaltensforschung.

Um jedoch das Verhalten von Tieren mit spezifischen Sinnes- und Bewegungsorganen zu beschreiben, hat *J.v.Üxkuell* hat diesen *Funktionskreis* modifiziert zur Beschreibung der *Konstruktion* der *subjektiven Umwelt* durch den Organismus.

Demnach prägt das *Lebewesen* seiner Umgebung durch Merken ein *Merkmal* auf und definiert damit ein *Objekt*. Dies geschieht durch die Umwandlung von Einwirkungen der Umgebung durch die Sinnesorgane in *ikonische* Zeichen optischer, taktiler, olfaktorischer und akustischer Qualität, wodurch sie ihnen eine *indexikalische* Bedeutung zuweisen (s. S.7-8). Sie handeln hierbei als aktive und kreativ tätige „Merkorgane", die den Zeichen die Bedeutung des jeweils herrschenden Funktionskreises als

„Merkmale" aufprägen. Dies induziert eine Aktivität der *Wirkorgane*, die dem Objekt ein *Wirkmal* aufprägen, welches das Merkmal auslöscht und verändert, z.B. verschwindet das Merkmal Nahrung *subjektiv* durch Sättigung oder *objektiv* durch Nahrungsaufnahme. Dieser Vorgang wird als „Bedeutungsverwertung" bezeichnet. Grundsätzlich setzt jede Bedeutungsverwertung eine „Bedeutungsermöglichung" seitens des Objekts voraus.

Im *symbiotischen Formenkreis* wird ein Kommunikationsvorgang zwischen zwei lebenden Systemen beschrieben, der die gegenseitige Abstimmung zwischen dem Säugling und seiner Mutter darstellt. Hierbei erlebt der Säugling sich und seine Umwelt als Problemsituation, die er nach angeborenen Programmen deutet und mit motorischer Unruhe und Schreien beantwortet.

Diese Problemsituation kann nur durch die Mutter gelöst werden, die den unruhigen Säugling ihrerseits als Problemsituation erlebt und diese mit den ihr angeborenen oder erlernten Mustern beantwortet. Damit löst die Mutter gleichzeitig mit ihren eigenen Problemen die des Säuglings. Da anfänglich beide im Sende-Empfangsablauf über unterschiedliche Kodes verfügen, ist eine gegenseitige Abstimmung der verschiedenen Kodes erforderlich. Diese nach *A.Portmann* während der ersten 2-3 Lebensmonate im „extrauterinen Frühjahr" beim Säugling ablaufenden *primärprozesshaften* Reaktionen entwickeln sich zur *primären Sozialisation*, in der aus der Mutter als bisher bedürfnisbefriedigende Umwelt eine geliebte Bezugsperson wird. In dieser Verschränkung erfolgt die erste Modifikation und Sozialisation angeborenen, triebhaften Verhaltens.

Hieraus lässt sich das *grundlegende Axiom* der *Psychosomatischen Medizin* ableiten, wonach das soziale System früher ist als das Individuum, die Einheit oder das Ganze früher ist als die Teile.

Als Bezug zur Medizin haben *Th.v.Uexküll* und *W.Wesiack* ein Modell von *Funktionskreisen* entworfen, die sich als *Regelkreise*, z.B. der Atmung, und in *Situationskreise*, z.B. als *Diagnose-Therapie-Zirkel* manifestieren (Abb. 3).

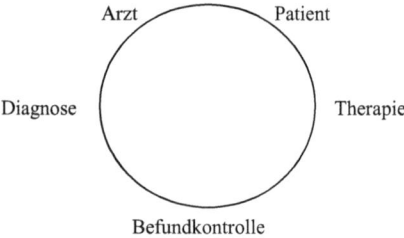

Abb. 3 *Diagnose-Therapie-Zirkel n Th.v.Uexküll u. W.Wesiack*

Der *diagnostisch-therapeutische Zirkel* beschreibt über die kreisförmige Dynamik von Lebensvorgängen die Notwendigkeit ständiger Befundkontrollen zur Verifizierung oder Falsifizierung von Diagnose und Therapie. Hierbei befindet sich der Arzt auf einer imaginären Reise, die er im Laufe der Interaktionen mit dem Patienten zurücklegt, das Modell des Situationskreises dient ihm hierbei als Kompass und Navigationsinstrumentarium. Da wir bei Problemstellungen gerne auf in der Vergangenheit erlernte Deutungs- und Verhaltensprogramme zurückgreifen, muss der Arzt, um seine Handlungen nicht durch Vorurteile zu beeinflussen, in seiner Vorstellung durch Zwischenschaltung seiner Fantasie die Prozesse der *Bedeutungsunterstellung* und *Bedeutungserprobung* vor der *Bedeutungserteilung* als Ausdruck seiner diagnostischen und therapeutischen Entscheidungen durchspielen. Dadurch wird die Situation in der Fantasie durch „Probehandeln" experimentell vorstrukturiert.

Die Interaktion zwischen Arzt und Patient besteht in der *Interpretation* einer vom Patienten eingebrachten Problemsituation, mit primärer Bedeutung für den *Arzt*, und deren *Meta-Interpretation*, wobei der Arzt versucht, seine medizinischen Erkenntnisse soweit wie möglich dem Einzelfall anzupassen, also mit Bedeutung für den *Patienten*. Hierzu sollte der *Metaarzt* auch auf einer Metaebene agieren können.

Nach *Th.v.Uexküll* und *W.Wesiack* verfügt der *Situationskreis* über *3 Dimensionen*, eine *kognitive*, eine *emotionale*, und eine *ethische* Dimension, erst die Nutzung aller 3 Ebenen erfüllt die Voraussetzung der *Metaebene*.

Let's talk about

Die Arzt-Patientenbeziehung beruht im wesentlichen auf deren Dialogfähigkeit, die *Dialogik* gilt als eine zwischenmenschliche Beziehung, in der sich *Ich* und *Du* unmittelbar begegnen.

Zu deren Amelioration fordert *F.Ebner* die Überwindung der *Ich-Einsamkeit* und der *Du-Verschlossenheit* des Deutschen Idealismus, *M.Buber* spricht von der gleichursprünglichen Entstehung des *Ich* aus dem *Du* und des *Du* aus dem *Ich*, dialogisches Denken basiert von Anfang auf Gegenseitigkeit in der Beziehung.

Die duale Haltung des Menschen begründet auf dem Wortpaar *Ich-Du* und dem Wortpaar *Ich-Es*, wobei entsprechend der *Dialogik* das *Ich-Du* als *Beziehung* in einer kategorienlosen, einer Messung *unzugänglichen* und umfassenden *Metaebene*, und das *Ich-Es* als *Begegnung* in einer der Messung *zugänglichen Orthoebene* liegt.

Diese Trennung in zwei Ebenen für alle kognitiven, emotionalen und moralischen Lebensbereiche (s. S. 10, *Situationskreis*) geht zurück auf Theorien des *Radikalen Konstruktivismus* Ende des 20. Jh. von *F.Varela*, einem Schüler *H.v.Foerster'*, sowie von *E.v.Glasersfeld* und *P.Watzlawick*.

Der *Radikale Konstruktivismus* sucht als Theorie des Wissens die traditionellen Fragen der *Erkenntnistheorie* neu zu beantworten. Hierbei werden die genuin philosophischen Fragen nach dem

Wesen der Erkenntnis in die Frage transponiert, wie das Substrat aller Erkenntnis, unser *Gehirn*, Erkenntnis generiert. Die *Radikalität* liegt in dem Verhältnis zwischen Wissen und Wirklichkeit, in der Überzeugung, dass das, was wir im allgemeinen für eine objektive Welt halten, in Wahrheit eine *Konstruktion* unseres Erkenntnisapparats ist.

Hierdurch wird eine grundsätzlich *philosophische Thematik naturalisiert* und in die *Empirie*, vor allem in die Neurowissenschaften verlagert. Somit wird *Erkennen* zu einem selbstbezüglichen Prozess, indem das Subjekt nur dann über *Wissen* verfügt, wenn es dieses im kognitiven Apparat, dem Gehirn, über eigene Operationen selbst erstellt hat, also in der Konstruktion begrifflicher Gebilde, die noch nicht mit der Erfahrungswelt in Konflikt geraten sind. Dadurch wird ein Verständnis von Wissen etabliert, dass ohne Ontologie und damit ohne die Idee der Repräsentation im klassischen Sinne auskommt.

Die Repräsentation im neuronalen Substrat verzichtet auf Abbildfunktionen zwischen Umwelt und kognitivem Apparat, sondern konstruiert durch kontinuierliche physische Veränderung das zum Überleben und zur Reproduktion des Organismus adäquate Verhalten und sichert damit eine stabile Beziehung zwischen *Umwelt* und *Organismus*. Hierbei bestimmen die Konzepte der trial-and-error-Strategie und der funktionellen Passung die Beziehung zwischen Umwelt und Repräsentationssystem, bis ein intern oder extern festgestellter Fehler minimiert bzw. der homöostatische Zustand hergestellt ist.

Nach *E.Morin* unterliegt die *Wissenschaft* der Dialogik, hierbei stützt sie sich ab auf *Empirismus, Rationalität, Imagination* und *Verifizierung*.

Zwischen diesen 4 Polen besteht immer Konflikt und Widerspruch, *dialogisch* bedeutet also, dass Antagonismen anregend und regulierend sind. Hierbei steht der Umgang mit Komplexität, Entwicklung und Förderung des *komplexen Denkens* im Vordergrund.

In der *Orthoebene* läuft ein für alle kognitiven, affektiven und moralischen Lebensvorgänge zutreffender *kreativer Zirkel* ab, in ihr findet die körperliche *Ich-Es-Begegnung* statt.

Das *Vertrauen* in den Mitmenschen führt zu einer *Haltung*, und hierüber zur Übernahme einer *Verantwortung*, die in die *Begegnung* eingebracht wird. Diese *Haltung* kann entsprechend gestärkt oder durch Negativerfahrungen geschwächt werden und da es keine ideale *Haltung* geben kann, ist sie in Teilaspekten beobachtbar und betrachtbar und somit im *kreativen Zirkel* veränderbar.

Das *Arzt-Patienten-Verhältnis* beginnt mit einer *Begegnung*, die Auswahl des Arztes durch den Patienten ist *Vertrauenssache*, die mit *Verantwortungsübernahme* des Arztes beantwortet wird. Hierbei muss sich der Arzt aus der *Ich-Es-Begegnung* lösen, indem er über das *Beobachten* durch *Befunde* und das *Betrachten* des *Befindens* den Patienten nicht mehr als *Objekt* kategorisiert, sondern *subjektiviert*.

Unter *Subjekten* besteht ein beiderseitig autonomes Verhältnis, wodurch Arzt und Patient freie, ungebundene Entscheidungen fällen können, erst dadurch wird *Compliance* möglich. Hierdurch bekommen in beiderseitiger Abstimmung initiierte Maßnahmen subjektive, *placeboeffektive* Wirksamkeit. Ebenso wird die quality of life als Ausdruck subjektiver *Lebensqualität* beiderseitig abgeglichen. Durch den Aufbau einer gegenseitigen Vertrauensbeziehung und der daraus resultierenden beiderseitigen Verantwortung für eine gemeinsame Entscheidungsfindung, entfallen Paternalität und Autonomie, indem der Patient seine aktive, eigenverantwortliche Maßgeblichkeit erkennt, sodass *Arzt* und *Patient gleichberechtigte*, jedoch nicht gleichartige *Partner* sind.

Das bedeutet für die Praxis, das eine Theorie des therapeutischen Geschehens beim Menschen auch positive oder negative Auswirkungen von Theorien über Krankheit und Heilung auf das therapeutische Geschehen in Rechnung stellen und somit nach *Th.v.Uexküll* und *W.Wesiack* eine „Meta-Theorie" sein muss. Der Arzt muss hierzu das Ineinandergreifen somatischer, psychischer und sozialer Faktoren beschreiben können, im Einzelnen bedeutet dies *5 Komponenten*, die an der Konstellation eines Beziehungsgeflechtes beteiligt sind, das sich mit „Situation" bezeichnen lässt.

Dies entspricht einem psychosomatischen Modell, dessen Bestandteile als sensorische Reize in bestimmten Situationen das *autonome Regelsystem* beeinflussen.
Dieses *Regelsystem* umfasst das *Individuum* und *Umwelt* und muss daher von den Regelsystemen innerhalb des Organismus unterschieden werden. Beide Regelsysteme lassen sich entsprechend der *Systemtheorie* als *System* und *Subsysteme* einander zuordnen. Somit gehören sie verschiedenen Integrationsebenen mit unterschiedlicher Terminologie an, die kleinen Regelkreise werden physiologisch beschrieben, die komplexeren Phänomene des großen Regelkreises verhaltensphysiologisch und psychologisch. Zwischen ihnen bestehen Bedeutungssprünge, die nur durch Bedeutungskoppelungen überbrückbar sind.

Die *5 Komponenten* bestehen aus *physikalischen* Anteilen, die als Umweltreize auf die Sinnesorgane treffen, aus *physiologischen* Anteilen, die Außenweltreize in Sinnesreize transponieren, aus *sozialen* Anteilen, die nach Art eines Codes Sinneszeichen in allgemein verständliche Signale verschlüsseln, *sozialpsychologische* Anteilen, die wie ein Sub-Code Worten und Sätzen oder anderen Wahrnehmungen außer ihrer für alle Menschen der gleichen Sprachfamilie oder Kultur verständlichen Bedeutung eine spezielle Bedeutung als Stichwort einer bestimmten Rolle erteilen, und *psychischen* Anteilen, indem die emotionale Verfassung des Empfängers die empfangenen Signale nach dessen jeweiligen Erwartungen, Wünschen oder Befürchtungen verschlüsselt, sodass sie ihnen nach Art eines individuellen Codes zu ihrer sozialen und sozialpsychologischen Bedeutung noch eine individuelle Bedeutung aufprägt.

Nach *Th.v.Uexküll* und *W.Wesiack* ist „Gesundheit demnach der ungestörte Aufbau der subjektiven Umwelt, wobei die Umwelt Nützlichkeiten und Schädlichkeiten bieten muss, die den kreativen Fähigkeiten des Lebewesens entsprechen. Krankheit tritt ein, wenn das raffinierte Gleichgewicht zwischen subjektiver Kreativität und objektivem Angebot gestört ist, wenn (...) Umgebung sich zu dem Lebewesen verhält wie ein schlecht passender Schuh."

Die Aufgabe des begleitenden Arztes im Sinne einer integrierten Medizin liegt in der gemeinsamen *Reflexion* mit dem Patienten der jeweiligen Krankheitsgeschichte nach den *3 Aspekten* des *konstruktivistischen* Blickwinkels, entsprechend der Wirklichkeit, wie sie sich dem Patienten aus den Angeboten der Umwelt konstruiert, des *semiotischen* Blickwinkels, indem die *ikonischen*, die *indexikalischen* und *symbolischen Zeichen* der Wirklichkeitskonstruktion (s. S.7-8) ihre Passung verloren und zu einer fehlenden Integration geführt haben, und des *systemischen* Blickwinkels, der auf der horizontalen Ebene das geschlossenen und offene System und in der vertikalen Ebene die bewussten und unbewussten aus der jeweiligen Situation resultierenden Effekte darstellt.

In der *modernen Medizin* haben sich in der *Arzt-Patienten-Beziehung* wesentliche Umgestaltungen entwickelt. Hierfür sind primär verantwortlich die *epidemiologischen* Veränderungen in der *Morbidität*, Veränderungen im *Machtgefälle* zwischen *Arzt* und *Patient*, und Veränderungen in den Möglichkeiten, Zugang zu *medizinischen Informationen* zu erhalten. Diese führten zu einer Vergrößerung der Bedeutung der Kommunikation, zwischen Arzt und Patient wird einer egalitären Beziehung Vorzug gegeben, der Patient wird tendenziell in einer Konsumentenhaltung als Kunde identifiziert. Patienten *wollen* und *sollen* mehr über ihre Erkrankung und den Umgang mit deren Auswirkungen wissen. Hinzukommen zunehmende Differenzierungen der Wünsche und Bedürfnisse einzelner Patienten oder zwischen Gruppen von Patienten. Diese Entwicklungen haben den Wert des *traditionellen biomedizinischen* Modells als *Diagnose-Therapiemodell* vermindert erfordern nach *J.M.Bensing* und *W.Langewitz* in der ärztlichen Konsultation ein *neues Paradigma*, eine *patientenzentrierte Medizin* und *maßgeschneiderte Kommunikation*.

Die zielorientierten *Kommunikationsstrategien* liegen im Aufbau einer *Arbeitsbeziehung*, dem Offenlegen der *Agenda des Patienten*, gemeinsamer *Entscheidungsfindung*, der Verbesserung der *Compliance*, im Anbieten von *Unterstützung* im Umgang mit der Krankheit.

Im Erkennen des Menschen in seiner individuellen Wirklichkeit als Einheit des Überlebens liegt der Ansatz zum Überwinden des *psychophysischen Dualismus*, nach *Th.v.Uexküll* und *W.Wesiack* „ist eine „sprechende Medizin" nicht allein ein Gebot der Humanität, sie ist zugleich der Weg, die dualistischen Idiosynkrasien der Heilkunde in Theorie und Praxis zu überwinden".

Publikationsreferenzen :

Austin, J. L., Cassirer E. (Hrsg.): Sinn und Sinneserfahrung. Reclam Philipp Jun. 1984

Bateson, G.: Ökologie des Geistes. Suhrkamp, Frankfurt/M. 1985

Buber, M.: Das dialogische Prinzip. L. Schneider, Neuausg. 1965

Chardin de, P. Th.: Der Mensch im Kosmos. (Le phénomène humain). C.H.Beck Verlag 1994

Dawkins, R.: Unweaving the Rainbow. Science, Delusion und the Appetite for Wonder. Penguin Books Ltd., 1999

Deacon, T.: The Symbolic Species. Norton, New York 1997

Dewey, J., Lorenz, N.: Mensch oder Masse. Universum Verl.-Ges. 1956

Fischer, HR., Peschl, M.: Konstruktivismus (constructivism). In: Strube, G., Becker, B., Freska, Chr., Hahn, U., Opwis, Kl., Palm, G. (1996, Hrsg.). Wörterbuch der Kognitionswissenschaft, S. 329-331. Klett-Cotta Stuttgart.

Hantschk, A., Jung, M.: Rahmenbedingungen der Lebensentfaltung. Die Energontherapie des Hans Hass und ihre Stellung in den Wissenschaften. VNM Verlag Natur & Wissenschaft Solingen 1996

Herder, J.G.: Werke. 10 Bde. Ln. Bd.6, Ideen zur Philosophie der Geschichte der Menschheit. Deutscher Klassiker Verlag 1989

Howard, E., Dennis, E. S.: Transposable elements in maize – the activator dissociation (Ac-Ds) system. Austr. J. Biol. Sci. 37, 1984. S. 307-314

Kant,I., u.a.: Was ist Aufklärung? Ausgewählte kleine Schriften, mit einem Text zur Einführung von Cassirer, E. Philosophische Bibliothek, Bd.512. Meiner 1999

Lenke, N., Lutz, H.-D., Sprenger, M.: Grundlagen sprachlicher Kommunikation. Mensch. Welt. Handeln. Sprache. Computer. UTB Wilhelm Fink, München 1995

Maturana, H.R.: Erkennen- die Organisation und Verkörperung von Wirklichkeit. Vieweg, Braunschweig 1982

Nöth, W.: Handbuch der Semiotik, Verlag J. B. Metzler, 2. vollst. neue und bearbeitete Aufl.2000

Peirce, C.S., Sanders, Ch.: Collected Papers of Charles Sanders Peirce. Hrsg. v. Hartshorne, Ch., Weiss, P., Vol. 1-6. Cambridge: Harvard University Press

Piaget, J.: Das Erwachen der Intelligenz beim Kinde. Klett, Stuttgart 1969

Piaget, J.: Einführung in die genetische Erkenntnistheorie. Suhrkamp, Frankfurt/M. 1973

Portmann, A.: Biologische Fragmente einer Lehre vom Menschen. Schwabe, Basel-Stuttgart 1969

Sacks, O.W.: Der Tag, an dem mein Bein fortging. Rowohlt, Reinbeck, 1989

Scheler, M.: Die Stellung des Menschen im Kosmos. Bouvier Verlag 2005

Schopenhauer, A.: Die Welt als Wille und Vorstellung. Hauptwerke der großen Denker. Voltmedia, Paderborn 2005

Sombart, W.: Vom Menschen. Versuch einer geisteswissenschaftlichen Anthropologie. Duncker & Humblot, Berlin, 3. Aufl. 2006, unveränd. Nachdr. der 2. Aufl. von 1959

Spitzer, M.: Geist im Netz. Spektrum Akademischer Verlag, Heidelberg 1996

Stern, D.N.: Die Lebenserfahrung des Säuglings, Klett-Cotta/J. G Cotta'sche Buchhandlung Nachfolger, 8. Aufl. 2003

Uexküll Psychosomatische Medizin – Modelle ärztlichen Denkens und Handelns. Hrsg. Adler, R. H., Herrmann, J. M., Köhle, K., Langewitz, W., Schonecke, O., W., Uexküll Th. v., Wesiack, W. 6. neu bearb. U. erw. Aufl. 2003, Urban & Fischer München Jena

Uexküll, J. v.: Theoretische Biologie. Suhrkamp, Frankfurt/M. 1973

Uexküll, J. v., Kriszat, G.: Streifzüge durch die Umwelten von Tieren und Menschen. 1936. Neudruck: S. Fischer, Frankfurt/Main 1983

Uexküll, Th. v.: From index to icon. In: Bouisac, P., Th.A. Sebeok (ed.): Iconicity. Stauffenburg, Tübingen 1986

Uexküll, Th. v., Wesiack, W.: Theorie der Humanmedizin. Grundlage ärztlichen Denkens und Handelns. Urban & Schwarzenberg, 3. Aufl. 1998

Ulfig, A.: Lexikon der philosophischen Begriffe. Fourier Verlag, Wiesbaden, 2. Aufl. 1999

Anmerkung zur Erwachsenen-Bildung [Fachkraft Salutogenese / Fachkraft für angewandte Heil- und Heil-Hilfsverfahren] und zum post-gradualen Studieren und zur Erstellung der Eigenarbeiten (RE) :

A : Geben Sie in stark abstrahierter Form den für Sie wesentlichen Inhalt dieses Lernfeldes wieder und beschreiben Sie seine Besonderheiten.
B : Vermitteln Sie den Sachbearbeitern des Studiums Ihre eigene persönliche Kompetenz zu dieser hier beschriebenen Thematik.
C : Beschreiben Sie in kurzer Form, wie Sie sowohl die Thesen dieses Lernfeldes, als auch die Anti-Thesen aus Ihrer gedanklichen Disziplin in Ihre Denkweise und Praxis übersetzen könnten.

Unter Berücksichtigung starker Abstraktion stellen Sie Ihre Texte den für Sie zuständigen Tutoren vor.

URL: http://www.Online-Health.org

mailto: http://www.online-health.org/kontakt/index.php / Login mit Pw.